DES
DEVOIRS DU MÉDECIN

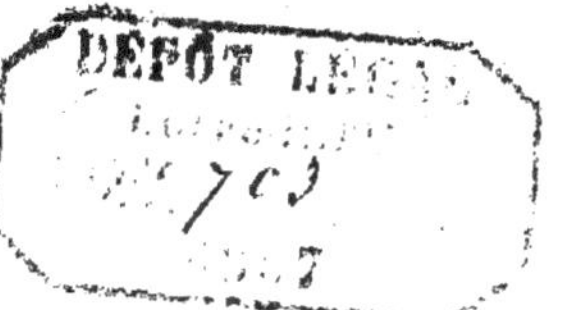

DISCOURS

Prononcé le 5 novembre 1857, dans la séance solennelle de rentrée de l'Ecole
préparatoire de Médecine et de Pharmacie,
et de l'Ecole préparatoire des Sciences et des Lettres,

Sous la Présidence de M. l'Inspecteur de l'Académie,

PAR

M. le docteur LETENNEUR

Professeur à l'Ecole de Médecine,

MEMBRE CORRESPONDANT DE LA SOCIÉTÉ DE CHIRURGIE DE PARIS, ETC.

NANTES

IMPRIMERIE F. MASSEAUX, RUE DU PAS-PÉRILLEUX.

1857.

DES DEVOIRS DU MÉDECIN.

DISCOURS

Prononcé le 5 novembre 1857, dans la séance solennelle de rentrée de l'Ecole
préparatoire de Médecine et de Pharmacie,
et de l'Ecole préparatoire des Sciences et des Lettres,

SOUS LA PRÉSIDENCE DE M. L'INSPECTEUR DE L'ACADÉMIE,

Par M. le docteur LETENNEUR

Professeur à l'Ecole de Médecine,

MEMBRE CORRESPONDANT DE LA SOCIÉTÉ DE CHIRURGIE DE PARIS, ETC.

MESSIEURS,

Appelé à prendre la parole au nom de l'Ecole de Médecine et de Pharmacie, je comprends toute l'importance
et la difficulté de la mission qui m'a été confiée. J'aurais
dû, peut-être, décliner ce périlleux honneur et laisser
à d'autres voix, plus éloquentes que la mienne, le soin
de se faire entendre dans cette solennité ; mais, en ré-
pondant à l'invitation qui m'a été faite par notre vénéré
directeur, je crois accomplir un devoir et je suis soutenu
par la pensée que la présence des hommes distingués
qui composent cette assemblée et qui viennent ainsi
témoigner de tout l'intérêt qu'ils portent à la prospérité
de nos Ecoles, communiquera à mes paroles l'autorité que
mon insuffisance et ma faiblesse ne pourraient jamais
leur donner.

Il y a un an, dans une circonstance semblable à celle
qui nous réunit aujourd'hui, un de mes honorables col-
lègues, M. le docteur Bonamy, déroulait devant vous le
tableau brillant des services que rend chaque jour la
science médicale à la société, et des ressources que
présentent pour l'enseignement de cette science dans

notre ville, de vastes hôpitaux, des cours nombreux, de précieuses collections et de riches bibliothèques. Il montrait ainsi tour à tour aux élèves qui viennent dans cette enceinte pour recevoir les palmes dues à leurs succès ou pour chercher des motifs d'une salutaire émulation, et la hauteur du but auquel doivent tendre tous leurs efforts, et les moyens qui leur sont offerts pour y parvenir.

Ce tableau, qui est encore tout entier présent à votre souvenir, était bien fait pour convaincre les jeunes gens qui aspirent à l'honneur de devenir médecins, de la nécessité d'acquérir des connaissances étendues et variées pour remplir dignement les fonctions dont ils seront chargés un jour.

Mais la science médicale, quelque vaste que vous la supposiez, serait à peu près stérile si elle n'était soutenue, fortifiée, ennoblie par des vertus solides et par l'accomplissement des devoirs dont l'ensemble forme ce qu'on peut appeler le code moral du médecin.

Ces devoirs, Messieurs, permettez-moi d'en montrer tout d'abord le caractère essentiel, qu'on a trop souvent cherché à méconnaître ou à altérer : c'est qu'ils ne résultent point d'un contrat passé entre le médecin et la société, mais ils constituent une dette d'honneur que nous nous imposons et que nous acquittons spontanément, volontairement, et en toute liberté.

Aussi notre profession a-t-elle été placée à juste titre au premier rang des professions libérales.

Mais cette liberté dont je viens de parler, en imprimant à nos devoirs moraux un cachet tout particulier d'élévation et de grandeur, doit nous les rendre plus chers et nous porter à les accomplir avec une plus scrupuleuse exactitude et avec plus d'amour.

En vous entretenant aujourd'hui des *Devoirs du Médecin*, je ne fais que développer une pensée qui se rattache de la manière la plus intime au savant discours que vous avez entendu l'année dernière. Puissé-je, comme mon honorable collègue, me rendre digne de votre bienveillante et sympathique attention !

Un médecin de génie, un illustre philosophe, disons mieux, un homme de bien, écrivait, il y a vingt-deux siècles, ces immortelles paroles :

« Par les dieux, que j'atteste, je jure d'observer scru
» puleusement, dans la mesure de mes forces et de mon
» intelligence, les devoirs particuliers de mon art et de
» ma profession. Si je demeure fidèle à ce serment, si
» j'en remplis toutes les obligations, qu'il me soit donné
» d'avoir une vie heureuse, d'être honoré à jamais par
» mi les hommes, et de recueillir le fruit de mon tra
» vail ; si je le viole, si je suis parjure, que tous les maux
fondent sur ma tête ! »

Aujourd'hui, Messieurs, nous aimons encore à relire ces pages éloquentes, où le père de la Médecine a tracé d'une main si sûre les devoirs du médecin. Comme il est digne, et comme il comprend bien la probité ! Comme il sait faire aimer la science et comme il indique, avec clarté, la voie qui conduit au progrès ! Parlerai-je de son dévouement et de son amour pour sa patrie ? mais ces faits sont graves dans la mémoire de tous.

Probité, science, dévouement, ces trois mots représentaient alors, comme ils représentent aujourd'hui, les devoirs du médecin. Cependant, la probité, le dévouement et la science elle-même ont subi la douce et bienfaisante influence du Christianisme qui a éclairé, régénéré et purifié toutes choses : aussi, tout en admirant le serment d'Hippocrate, nous nous estimerions malheureux, s'il nous fallait, comme lui, renfermer dans un si étroit horizon et dans un avenir si court, toutes nos ambitions et toutes nos espérances.

Peut-être éprouverez-vous quelque surprise en m'entendant proclamer la probité comme le premier devoir du médecin : la probité n'est-elle pas un devoir pour tous les hommes ? Sans doute, Messieurs, mais écoutez le vieillard de Cos :

« Les autres hommes, dans les relations ordinaires
» de la vie, doivent être justes, graves, prudents, con-
» stants à eux-mêmes ; le médecin, dans les relations
» particulières de son état, doit être plus que juste, plus
» que grave, plus que prudent, plus que constant à lui-
» même. »

Etait-il possible d'élever à une plus haute expression
ce que le médecin doit à sa propre dignité et ce qu'il
doit à ses semblables ? et cependant, Hippocrate en
parlant ainsi n'a rien exagéré.

Suivez, en effet, par la pensée, le médecin dans
l'exercice de sa profession : chargé de conserver la santé
à ceux qui la possèdent, et de la rendre à ceux qui l'ont
perdue, gardien de la vie et souvent, gardien de l'honneur de ses concitoyens, il a dans ses mains un pouvoir
redoutable, et la responsabilité qui pèse sur lui est im-
mense. Introduit, à toute heure, dans le sanctuaire des
familles, dans la splendide demeure du riche comme
dans la mâsure du pauvre, il voit le fatal niveau de la
souffrance et de la mort menacer et frapper tous les
âges, toutes les conditions, briser les plus doux liens,
anéantir les plus brillantes espérances ; partout aussi,
il rencontre des erreurs, des préjugés, des superstitions
grossières, qu'il est obligé de combattre et qui sont des
obstacles sans cesse renaissants au bien qu'il voudrait
réaliser.

Le médecin qui doit à tous ses soins et son asistance,
se trouve tour à tour en contact avec le vice et la
vertu, et voit, sous des aspects divers, l'humanité s'élever et s'abaisser à tous les degrés du bien et du mal.
Aussi, s'il est souvent témoin de ces chastes et gracieux
tableaux, de ces scènes touchantes, de ces drames
émouvants, qui révèlent tout ce que le cœur de
l'homme et surtout le cœur de la femme renferme de
trésors d'affection et de dévouement, il voit en même
temps s'agiter et grandir les mauvaises passions avec
leurs plus funestes conséquences. Initié, par la volonté

des malades, et même à leur insu, à ce qu'il y a de plus caché au fond de leur âme, il reçoit la confidence de bien des faiblesses dont l'aveu ne sera jamais fait à d'autres qu'à lui ; il découvre parfois de terribles secrets, il assiste à des luttes poignantes entre la conscience et la réputation, il se trouve même souvent face à face avec le désespoir. Oh ! que de bien peut faire alors le médecin, s'il sait gagner la confiance des malheureux qui ont recours à lui, s'il sait être à la fois pour eux un ami dévoué et sincère, un guide prudent et éclairé !

Enfin, appelé quelquefois en face de la justice à dégager la vérité de toutes les obscurités qui l'enveloppent, il doit, sans se laisser émouvoir par les clameurs, par les séductions et même par les menaces qui viennent du dehors, exprimer avec calme et sincérité l'opinion qu'il s'est formée par de laborieuses investigations et à laquelle est attachée souvent la sentence qui absout, ou la sentence qui condamne.

Dans ces diverses situations, vous le comprenez, Messieurs, il faut au médecin une conscience pure, des mœurs sévères, de la prudence, du courage, du désintéressement, une discrétion à toute épreuve, des convictions profondes, une foi sincère dans son art ; il lui faut, en un mot, la probité médicale, car ce mot résume tous les autres.

J'aurais voulu, à propos de cette parfaite délicatesse, de cette droiture inébranlable qui doivent diriger la vie entière du médecin, vous parler à d'autres points de vue, de nos devoirs professionnels ; mais pourquoi soulèverais-je ici des questions qui ne peuvent être traitées que dans l'intimité de la famille médicale ? Ne dois-je pas d'ailleurs me rappeler cette parole de Baglivi : « *Multa sunt in praxci quæ nec dici nec scribi possunt.* »

Ce que je suis obligé d'omettre vous l'apprendrez, Messieurs les élèves (car c'est à vous surtout que ce discours s'adresse), vous l'apprendrez par l'exemple de tant de médecins qui ont su conquérir l'estime publique par leurs mérites et leurs vertus ; vous l'apprendrez par l'exemple de vos maîtres qui, fidèles aux traditions qui font l'honneur de cette Ecole, s'efforceront toujours de consacrer par leurs actes les préceptes qu'ils sont chargés de vous tracer.

Mais sachez bien que vous rencontrerez quelquefois dans l'accomplissement de vos devoirs moraux des difficultés de plus d un genre, que vous n'aurez pas prévues, et devant lesquelles votre probité pourra se trouver en péril. Souvenez-vous alors des paroles d'Hippocrate : « Soyez plus que prudents. » Dégagez-vous de toutes les influences extérieures qui tendraient à enchaîner votre liberté ; consultez les hommes mûris par une longue expérience, et, surtout, recueillez-vous et interrogez au fond de votre âme la voix de la conscience, c'est là que vous trouverez l'intelligence et le courage dont vous aurez besoin.

J'hésite à me rendre l'écho de certains cris d'alarmes qui pourraient faire croire que parmi les dangers auxquels est exposée la probité médicale, il en est un plus redoutable aujourd'hui que jamais, parce qu'il trouverait sa raison d'être et son excuse dans la direction que semblent prendre les mœurs publiques et privées : je veux parler du scepticisme.

La marche ascensionnelle de l'esprit humain offre à notre époque un spectacle merveilleux par la réalisation de magnifiques progrès dans l'ordre matériel ; mais en même temps, n'entendons-nous pas proclamer de toutes parts l'abaissement du sens moral, l'affaiblissement général des croyances. La médecine subirait-elle aussi cette funeste influence, et serait-elle comme la société attirée par deux courants contraires ?

Quoi ! malgré tant de découvertes précieuses pour l'art de guérir ; malgré la précision avec laquelle il nous est permis de poursuivre l'observation des maladies ; malgré ces vives clartés que projettent sur la médecine toutes les sciences devenues ses tributaires, on verrait, par une inconséquence inexplicable, des médecins douter de la vérité de la science et exercer leur art sans croire à sa puissance et à son utilité ! Non, non : cela ne se peut pas. Il existe, il est vrai, des hommes qui ne croient à rien si ce n'est à la crédulité publique, qui ont déserté, sans pudeur, les sentiers honorables de notre profession : ces hommes ce sont des apostats, nous ne les connaissons pas et leur honte ne peut retomber que sur eux-mêmes. Partout où vous verrez se glisser le scepticisme, soyez convaincus qu'il a toujours son origine dans la paresse et l'ignorance et son mobile dans la cupidité.

Vous voudrez, Messieurs, comme tous les médecins véritablement dignes de ce nom, acquérir la foi médicale, c'est-à-dire une confiance raisonnée et soutenue dans la science, et alors, vous n'agirez jamais qu'avec l'espérance fondée d'être utile , car vous saurez que si vous puisez avec discernement dans les trésors qui sont à votre disposition, vous y trouverez toujours des ressources précieuses pour cette lutte de tous les instants que vous êtes appelés à soutenir contre la maladie.

C'est pourquoi, quelque modeste ou quelque élevée que soit la sphère dans laquelle vous êtes destinés à vivre, vous avez besoin de science et, par conséquent, vous avez besoin de travail, car il n'y a pas d'état qui exige plus d'études que le nôtre, il n'y a pas de carrière où, pour arriver au but, il faille déployer autant d'efforts, aplanir autant de difficultés.

Cette vérité a été bien comprise par les hommes éminents qui dirigent l'instruction publique dans notre pays. Chaque jour, leur sollicitude éclairée pour les jeunes générations, cherche à leur rendre, par les mesures les plus utiles, l'étude de la médecine plus accessible et plus profitable. Sachez apprécier, Messieurs, les avantages qui vous sont accordés ; mais, en même temps,

si vous voulez travailler avec fruit , cherchez à bien
comprendre le caractère du temps où nous vivons, car
chaque époque a ses tendances plus ou moins favora-
bles ou plus ou moins contraires au véritable progrès.

Vous arrivez dans un moment propice où l'esprit gé-
néralisateur , trop longtemps exilé de la science médicale, reparait, souffle de toutes parts, vivifie les maté-
riaux accumulés pendant un demi-siècle, rattache le
présent au passé, et jette sur l'étude de la médecine un
charme tout-puissant. Vous êtes appelés à récolter d'a-
bondantes moissons sur le sol où ceux qui vous ont pré-
cédés ont creusé laborieusement leur sillon.

Tel est, en effet, le destin de toutes les sciences d'observation d'obéir tour à tour à des méthodes différentes
et de ne marcher jamais d'un pas égal dans la recher-
che de la vérité. Ces incertitudes, ces oscillations n'ont
rien qui doivent nous étonner : elles sont nécessaires,
inévitables, car l'esprit humain ne pourra jamais franchir d'un seul bond tous les obstacles et arriver tout-à-
coup à la perfection. Que dis-je ? (et c'est là un mystère
devant lequel notre raison doit s'incliner) la perfection,
ce but suprême vers lequel nous tendons par un besoin
impérieux de notre nature , nous savons qu'ici bas il
doit toujours nous échapper, bien qu'il nous soit donné
de nous en rapprocher de plus en plus. La science hu-
maine, en effet, par cela même qu'elle est perfectible et
progressive, ne pourra jamais prétendre à la perfection
absolue et à l'immutabilité, qui n'appartiennent qu'à
Dieu. Voilà pourquoi la médecine n'aura jamais, comme
la Religion, des dogmes et des croyances placés au-dessus de tout contrôle et de toute discussion.

La médecine, qui repose sur la triple base de l'observation, de l'expérience et de l'induction , ne peut se
développer et grandir que par l'indépendance de la
pensée ; c'est pourquoi nous devons assister avec confiance et même concourir de toutes nos forces à ce
mouvement de rénovation scientifique qui agite notre

époque, et qui n'a pu inquiéter que des esprits chagrins ou paresseux.

Cependant, rappelons-nous que sans ordre et sans méthode l'abondance n'est jamais la richesse, et que si la liberté offre tant d'avantages incontestables, elle offre aussi quelques dangers ; et, en effet, devant cet assemblage de vérités et d'erreurs, de négations et d'affirmations amoncelées pendant tant d'années, l'esprit recule découragé ou s'égare infailliblement s'il ne saisit le fil conducteur qui seul peut le diriger, et lui faire découvrir l'enchaînement harmonieux des faits et des idées qu'on retrouve au fond de ce désordre apparent.

Ce fil conducteur, c'est la tradition; la tradition, trésor amassé par la sagesse des siècles, enrichi par le travail de chaque jour, épuré au creuset d'une saine et prudente critique, et dans lequel l'enseignement de la médecine puise sa force et son autorité.

Avec la tradition, la science est forte, sa marche est assurée, elle sait d'où elle est partie et où elle va ; elle s'assimile, chemin faisant, toutes les idées fécondes, toutes les vérités utiles, semblable à un fleuve dont la source première n'est qu'un faible ruisseau, mais qui recevant d'espace en espace le tribut de sources nouvelles, grossit, s'étend et roule bientôt des flots majestueux qui portent partout la fertilité et l'abondance.

En dehors de la tradition, la science est débile, incertaine, hésitante ou, pour mieux dire, la science n'existe pas : c'est le morcellement et l'impuissance.

Ne vous étonnez donc pas, si vous voyez frappées si vite de stérilité et n'avoir qu'un éclat éphémère les œuvres de certains hommes, trop nombreux aujourd'hui, qui, aveuglés par leur orgueil, secouent, comme ils le disent, le joug du passé et veulent trouver en eux-mêmes, et en eux seuls, toute science et toute vérité.

Ne vous laissez pas égarer, Messieurs, par les tendances déplorables que je viens de signaler et qui séduisent trop facilement les jeunes imaginations ; et puis, loin de considérer comme des entraves les méthodes qu'on vous propose, acceptez-les comme le moyen le plus sûr d'arriver promptement au but. Suivez vos maîtres avec déférence et docilité dans les sentiers où ils sont chargés de vous guider ; c'est seulement ainsi que vous pourrez explorer avec fruit toutes les richesses qui se présenteront successivement à vos regards, et que vous vous élèverez peu à peu sur les hauteurs de la philosophie médicale d'où la science que nous cultivons vous apparaîtra dans toute sa splendeur.

Si vous voulez, au contraire, franchir trop vite les degrés qui conduisent au sommet, si vous voulez, cédant à l'ardeur et à l'impétuosité qui appartiennent à votre âge, aborder les problèmes les plus compliqués avant de connaître les éléments qui seuls peuvent vous aider à les résoudre, ah ! croyez-moi, vous vous condamnez d'avance à une infériorité que vous ne pourrez jamais faire disparaître et que vous déplorerez pendant toute votre existence.

Mais pourquoi m'arrêter à d'aussi tristes pensées ? Ne nous prouvez-vous pas, chaque jour, que vous aimez la science, que vous la cultivez avec ardeur ? Aussi, dans quelques années, quand vous viendrez prendre votre place au milieu de vos concitoyens, vos maîtres, heureux d'applaudir à vos succès, vous suivront des yeux avec confiance, parce que vous aurez fait pendant vos études une abondante moisson scientifique qui vous permettra de répondre aux exigences de votre position.

Alors, Messieurs, dès les premiers pas que vous ferez dans cette vie nouvelle, vous comprendrez bientôt que le médecin a d'autres devoirs à remplir que ceux dont je vous ai entretenus jusqu'à présent; vous comprendrez que la science n'a de valeur qu'autant qu'on sait la rendre utile à ses semblables, qu'autant qu'on sait la mettre au service de la société. Gardez-vous donc de l'orgueil de la science qui n'a de satisfaction que dans la contemplation d'elle-même ; il ne pourrait s'allier d'ailleurs avec cette immolation continuelle que doit s'imposer le médecin lorsqu'il comprend toute l'étendue de ses devoirs.

Ne vous faites point illusion, en effet, sur l'avenir qui se prépare pour vous : la vie du médecin est une vie de sacrifices, semée de rudes épreuves, agitée de pénibles émotions, une vie d'abnégation et de dévouement, et pourtant, Messieurs, c'est une vie qu'on aime et dont on ne peut pas se détacher, parce que l'âme généreuse trouve toujours dans la pratique du bien un noble encouragement et une douce récompense. Loin de nous le froid égoïsme, l'amour immodéré de l'or, cette fièvre ardente qui dévore notre époque et qui, à mesure qu'elle exerce ses ravages, diminue d'une manière si notable, nous regrettons de le dire, le nombre des jeunes adeptes de la science médicale : car cette science ne conduit point à la fortune !

Vous le savez, Messieurs, et vous restez fermes dans votre vocation ; c'est là un titre de plus à l'affection de vos maîtres, et c'est déjà un titre à l'estime de vos concitoyens, car c'est un premier pas dans la voie du dévouement dont il ne vous sera plus permis de vous écarter désormais.

Le dévouement du médecin n'est point le résultat d'un de ces élans invincibles qui vous transportent au moment du danger et vous font accomplir des actes qui, dans le calme de l'âme, seraient pour ainsi dire impossibles. Non, il est réfléchi, continu, persévérant ; il se manifeste à tous moments, dans les grandes catastrophes publiques, dans les temps d'épidémies, en face des maladie contagieuses les plus meurtrières, comme aussi dans les temps où tout est paisible en apparence, mais où la charité découvre toujours, et en trop grand nombre, des êtres souffrants à soulager, des malheureux à consoler !

Le médecin doit savoir sacrifier son repos, sa santé et quelquefois sa vie elle-même, à sa conscience, à ce sentiment du devoir, la plus grande merveille de la nature morale, comme le dit Mme de Staël, celle qui féconde le cœur comme, dans l'ordre physique, le soleil éclaire le monde.

Ne doit-il pas être patient et persévérant le dévouement du jeune médecin, qui, le plus souvent, au sein des grandes villes, passe les premières années de sa pratique au chevet des indigents, et n'arrive à se créer une position modeste et honorable qu'après avoir été ballotté par les caprices de l'opinion publique, trop souvent injuste quand elle n'est pas indifférente ?

Ah ! que de fois alors, pendant ces jours d'épreuves, il est tenté de se laisser aller au découragement, surtout lorsque, portant ses regards autour de lui, il voit tant d'hommes dont la jeunesse a été moins laborieuse que la sienne, obtenir cependant de la fortune, sans peines, sans fatigues, et avant le temps, une calme existence et de faciles loisirs. Il peut soupirer alors avec tristesse et résignation ces paroles du poète :

Vivite felices ! quibus est fortuna peracta
Jam sua : nos alia ex aliis in fata vocamur.

Ne doit-il pas être patient et persévérant le dévouement du médecin qui, sur les mers lointaines ou sur les champs de batailles, expose, chaque jour, sa vie pour son pays ? Il se place et reste toujours sur le chemin du danger, au plus fort du combat comme après la victoire, alors même que déjà le soldat se livre avec ivresse à la joie du triomphe et goûte avec bonheur un glorieux repos.

Aussi, en rendant un hommage justement mérité à la vaillante armée, qui a soutenu naguère avec tant d'éclat l'honneur de la France, dans la plus grande guerre du siècle, un médecin (1) a-t-il pu s'écrier avec raison au

---

(1) M. J. Roux, chirurgien en chef de la marine à Toulon. — Banquet offert par le corps médical de France aux médecins de l'armée et de la flotte d'Orient, le 20 août 1856.

souvenir de nos confrères, frappés en si grand nombre, sur le sol étranger, par le fer ennemi et surtout par les traits de la contagion : « Dans tous les temps, il a été » beau de mourir pour la patrie, le glaive à la main, » dans l'excitation de la gloire et l'enthousiasme du » combat; c'est là une vertu antique. Mais mourir » lentement dans une épidémie, attendre froidement la « mort, la recevoir avec fermeté, sans éclat, sans bruit, » sans renommée ! c'est plus que de la bravoure, c'est » de l'héroïsme. »

Mais vous n'êtes pas destinés peut être, Messieurs, à parcourir les mers ou à affronter les dangers des batailles ; peut-être même aussi, vous ne vous proposez pas tous de venir partager les travaux des médecins des villes : les campagnes ont aussi des malades et des malheureux à secourir, et là, autant qu'ailleurs, plus qu'ailleurs, devrais-je dire, le médecin doit être devoué jusqu'à l'abnégation.

Eloigné de ces grands centres intellectuels où l'esprit trouve en quelque sorte un aliment dans l'air qu'on respire où, par un échange mutuel et incessant, la science et l'expérience de chaque médecin s'enrichit de la science et de l'expérience de ses confrères, le médecin de campagne, abandonné à ses propres forces, doit cependant être préparé à toutes les éventualités et résoudre tout seul les problèmes les plus difficiles . Cet isolement lui impose d'une manière plus impérieuse encore, l'obligation d'étudier toujours et de consacrer à la science les courts moments de calme qui lui sont laissés et qui ne sont plus ainsi des moments de repos. Quelles privations, quelles agitations, quelles fatigues ne sont pas celles du médecin de campagne !

Cet homme qui a consacré sa jeunesse à cultiver les belles-lettres, à approfondir les secrets des sciences, qui s'est élevé peu à peu à l'étude de la médecine où se trouvent utilisées et fécondées toutes ces connaissances premières dont il comprend si bien alors tout le charme et tout l'attrait, se trouve transporté tout-à-coup au fond d'un village, au milieu de populations incultes dont la pensée ne se détache guère des rudes travaux des champs. Quel contraste ! et comme il faut que le médecin se fasse petit pour se renfermer dans le cercle étroit où se meuvent les hommes avec lesquels il est destiné à vivre désormais ! Il faut que son intelligence se reploie pour ainsi dire sur elle-même, parce qu'elle ne peut pas avoir d'expansion au dehors.

C'est là, Messieurs, croyez-le bien, une des privations que vous sentirez le plus vivement.

Faut-il vous parler de cette existence errante, de ces courses lointaines et dans toutes les directions qu'il faut recommencer sans cesse, sous le soleil brûlant de l'été, comme sous les froids les plus rigoureux de l'hiver ? Telle est, vous le savez, la tâche de chaque jour.

Ce n'est pas tout : car, lorsque le soir, de retour au foyer domestique, le médecin croit pouvoir espérer qu'une trêve lui sera accordée jusqu'au lendemain, pour réparer ses forces épuisées, trop souvent ! on vient l'implorer encore et faire appel à sa science, à son dévouement..... Mais la nuit est noire, l'orage gronde au ciel, la pluie tombe à torrents, le vent souffle avec violence ; mais la distance à parcourir est si longue et les chemins sont si difficiles ! L'hésitation n'est-elle pas permise, la prudence même ne conseille-t-elle pas de rester ?

Cependant une force secrète triomphe bientôt de toutes les incertitudes, la voix du devoir s'est fait entendre, et le médecin, à cheval, le corps penché, la tête inclinée pour résister plus aisément à la tourmente, parcourt silencieusement les campagnes désertes avec Dieu seul pour témoin de son sacrifice et de ses labeurs.

Quelquefois cependant, l'âme remplie aussi de graves

pensées, un autre voyageur marche à côté du médecin, luttant contre les mêmes difficultés et se dirigeant vers la même chaumière ; ce voyageur, c'est le prêtre, cette autre personnification de la charité.Et ces deux hommes, se prêtant une mutuelle assistance, apportent aux malheureux, en proie à la douleur, aux angoisses et au désespoir, le soulagement, la consolation et l'espérance !

Quelle belle mission, Messieurs ! comme alors nous sentons au dedans de nous-mêmes de douces émotions, et comme, en présence du bien que nous avons fait, nous avons vite oublié ce qu'il nous a coûté !

Hippocrate, dont j'ai invoqué le nom plusieurs fois en commençant, nous apprend qu'il faut que nous sachions unir l'étude de la philosophie à l'étude de la médecine, parce que nous avons besoin, chaque jour, de sonder les replis les plus secrets du cœur humain. Cela est vrai ; mais, si nous devons apprendre à bien connaître les hommes, nous devons aussi, et surtout, apprendre à les bien aimer.

C'est ainsi, c'est en élevant le dévouement jusqu'à la charité, en cherchant notre principal mobile et en plaçant notre principale espérance au-dessus des intérêts et des satisfactions d'ici-bas, que nous comprenons véritablement notre mission providentielle et que nous centuplons le mérite de nos actions.

Ne prêtez donc pas, Messieurs, une oreille trop attentive à ceux qui tenteraient de diminuer votre charité en vous répétant que vous ne récolterez que l'ingratitude et l'oubli en échange des services que vous aurez rendus. Peut-être éprouverez-vous quelquefois ce chagrin, peut-être aurez-vous à supporter cette pénible déception, mais ne condamnez pas pour cela la société tout entière. La justice et la vérité finiront toujours par apparaître aux yeux, et en même temps que vous vous créerez des amitiés solides, basées sur la reconnaissance, vous vous verrez entourés par l'estime et la considération publiques. Mais ce ne sont pas là des fruits qu'on cueille sans efforts sur le bord du chemin ; il faut des travaux pénibles et continus pour arriver à cette position qu'on envie ; aussi, lorsqu'elle a été loyalement obtenue, rien ne peut l'ébranler , et elle défie souvent les traits de la haine et de la jalousie.

Le véritable succès, celui qui fait l'objet de votre légitime ambition, ne peut donc s'obtenir que par l'accomplissement du devoir ; vous vous fortifierez de plus en plus dans cette pensée, et vous répondrez ainsi à la plus chère espérance de vos maîtres.

Et maintenant , Messieurs , pardonnez-moi si ma parole a été trop austère, et si j'ai peint la vie du médecin avec des couleurs qui vous paraîtront bien sombres; mais j'ai voulu vous dire la vérité. Je savais d'ailleurs qu'en vous parlant de la probité, de l'amour de la science et de la pratique de la charité, je trouverais de l'écho dans vos cœurs, toujours accessibles aux beaux et aux nobles sentiments.

G. LETENNEUR.

Nantes, imp. F. Masseaux et Bourgeois.